Liberté, Égalité, Fraternité

—••∞••—

Loge Maçon∴ l'Étoile du Nord, Or∴ de Lille

—∴∴∴—

# DISCOURS

PRONONCÉS PAR

Le F∴ VOITURIEZ, Or∴ de l'At∴

Et le F∴ Aug^te HAZARD, Vén∴ de la L∴

SUR LA TOMBE DU

## F∴ PIERRE-ARISTIDE GARDRAT

Le 4 Mars 1879

S∴ F∴ U∴

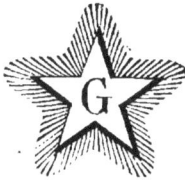

ROUBAIX

Imp. A. VILLETTE∴ rue Daubenton, 37

1879

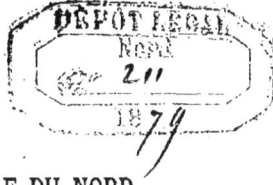

# LA L∴ MAÇ∴ DE LILLE, L'ÉTOILE DU NORD

## A PERDU L'UN DE SES MEMBRES

# LE F∴ GARDRAT

L'at∴ a envoyé

pour assister aux funérailles, une Députation présidée par

## LE VÉN∴ Aug^te HAZARD

RÉDACTEUR EN CHEF DE L'AMI DU PROGRÈS DE ROUBAIX

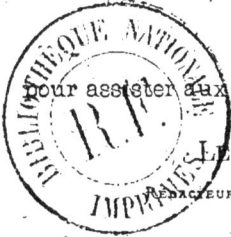

*Voici les discours qui ont été prononcés à cette occasion sur la fosse par l'orateur de la L∴, LE F∴ LÉON VOITURIEZ et par LE VÉN∴ Aug^te HAZARD.*

*Lille, le 4 Mars 1879 (E∴V∴)*

MES F∴, MESSIEURS,

Quelques mois à peine nous séparent du jour où nous accompagnions à sa dernière demeure notre fr∴ Waghemacker ;

Aujourd'hui, c'est une nouvelle victime que la mort immole dans nos rangs. — Elle enlève le plus digne d'entre nous.

C'est ainsi qu'elle se rit de nos espérances, qu'elle se fait un jeu de nos projets d'avenir. Autour de nous, sans relâche, elle frappe impitoyable. — Maçons, qui m'entourez, qui, le cœur serré d'une poignante angoisse, vous trouvez réunis autour de cette fosse béante, vous pouvez joindre vos larmes aux miennes :

*Nous avons perdu Gardrat !*

C'est un deuil public.

Cet imposant cortége, la foule qui se presse recueillie dans le Champ du repos, le concours de toutes les notabilités républicaines de notre ville, disent assez haut la perte immense que nous venons de faire. Si tous ceux qu'a obligés celui qui dort dans ce cercueil avaient pu se trouver avec nous dans cette triste enceinte, elle serait trop étroite.

Gardrat n'est plus, mes fr.·. !

Une courte et cruelle maladie l'a ravi à l'estime, à l'affection de tous.

On peut dire de lui qu'il est mort à son poste d'honneur et de combat.

Lorsque Martin Nadaud, notre illustre fr.·., vint récemment dans notre ville faire cette conférence, qui eut un si grand retentissement, Gardrat, bien qu'un peu souffrant déjà, accepta de remplir les fonctions d'assesseur. La température était rigoureuse, il prit froid pendant la séance, et contracta le germe du mal qui devait l'emporter si prématurément.

Ni le dévouement sans bornes de sa digne compagne, ni les soins assidus et éclairés, la sollicitude filiale d'un praticien distingué, j'ai nommé notre excellent ami le docteur Desmons, qui ne l'a pas quitté d'un instant, n'ont pu arracher cette proie à la main du trépas.

Avant de confier à la terre sa dépouille mortelle, qu'il me soit permis, mes fr.·., de redire ici les vertus publiques et privées de l'homme que tous nous pleurons aujourd'hui.

Pierre-Aristide Gardrat naquit à St-Mégrin (Charente-Inférieure), en 1823.

Il fit au Collége de Bordeaux de brillantes études, et quand il y eut conquis ses grades universitaires, il partit pour Paris où l'attirait son goût pour les sciences naturelles. L'amour de l'humanité qui enflammait son jeune cœur, amour qui ne s'est jamais démenti pendant toute la durée de cette vie surabondamment remplie, le portait vers la médecine où l'appelaient toutes ses aptitudes. Il y eût fait son chemin comme tant d'autres esprits studieux et réfléchis, si le coup d'état, le crime du Deux Décembre, qui amoncela tant de ruines sur notre malheureux pays, n'était venu brusquement briser le cours interrompu de son honorable carrière.

Gardrat était le démocrate, l'honnête homme dans toute l'acception du mot.

Sa droiture ne lui permit pas d'assister impassible à l'égorgement de nos Lois.

Il avait lu dans la Constitution qu'elle était placée sous la sauvegarde de tous les Français.

Les âmes de cette trempe ne se confinent pas dans le domaine exclusif des théories abstraites. Elles ne se contentent pas de vaines paroles qu'emporte le vent. Des convictions purement idéales et platoniques ne sauraient les satisfaire.

Elles ont la Foi qui agit.

Elles ont la Foi qui fait les martyrs et les grands citoyens. Pour elles, l'Action suit la Pensée.

Inflexibles comme le boulet, elles vont, inébranlables dans leurs convictions, insouciantes du péril ; elles vont droit au but qu'elles se sont assigné. Elles ne transigent pas avec l'impérieux sentiment du devoir. Elles l'accomplissent jusqu'au bout.

Ces viriles natures ne se soumettent, ni ne se démettent.

Devant le danger, Gardrat, l'homme de paix, l'homme d'étude, Gardrat n'hésita pas.

Résolûment il reprit son fusil, son fusil des luttes républicaines de 1848.

A côté de Baudin, de Victor Hugo et de quelques autres généreux citoyens, trop rares, hélas! il descendit dans la rue.

A l'insurrection de la force brutale il opposa la légale résistance du Droit outragé.

Vibrant d'une mâle indignation, il courut sus au Parjure.

Il se rua dans la mêlée...

Bravement il affronta cette soldatesque effrénée qui, sur le boulevard Montmartre, mitraillait les passants inoffensifs.

Il fit de sa poitrine un civique rempart à nos libertés expirantes !

On sait ce qu'il advint.

La Force prima le Droit.

Le crime triompha.

La Terreur, assise au seuil du nouveau règne, édicta ses Tables de proscription.

Gardrat, dont la mort n'avait pas voulu, Gardrat, proscrit comme tant de gens honnêtes, devait y figurer. Il fut contraint de fuir, de s'arracher à ses livres bien aimés.

On ne se souvient que trop de ces juridictions monstrueuses qui, au mépris de toutes les lois, disposaient arbitrairement des biens, de la liberté, de la vie des citoyens ; semblables à ces vénéneuses éclosions qu'on voit sourdre de terre après l'orage, on les retrouve, sous des appellations diverses, aux jours troublés de notre histoire.

Pour condamner cet homme de bien, il se trouva, ô honte ! un de ces tribunaux d'exception qu'on appelait, dans la langue officielle de cette époque néfaste :

Les Commissions mixtes !

Ah ! nous les avons vus à l'œuvre, ces misérables qui les composaient, inquisiteurs modernes contre lesquels la civilisation proteste, que la conscience publique flétrit, et que la postérité stigmatisera.

Frappé par eux, Gardrat dut chercher dans une existence perpétuellement nomade, un abri contre les sicaires du Despotisme, acharnés à sa poursuite.

Il ne leur échappa que parce qu'on le crut mort, avec tant d'autres ; et le bruit s'en accrédita si bien que ses collatéraux crurent pouvoir s'approprier son héritage.

Il fallut de longues années avant que Gardrat pût faire valoir ses droits et rentrât en possession de son patrimoine. Ce fut vers l'époque tardive où, daignant enfin impérialement pardonner à ses victimes, le César d'alors grâcia les morts et amnistia les survivants.

Au cours de ses pérégrinations multiples, Gardrat était venu se fixer à Lille. Il y exerçait la profession de Chirurgien-Dentiste.

Ce fut ainsi qu'il nous fut donné de connaître, d'apprécier, d'aimer cette noble nature, ce héros inconnu, ce martyr oublié.

D'autres que lui, fatigués de tant d'épreuves subies, écrasés sous ce rocher de Sisyphe, se fussent égoïstement désintéressés de l'amer souci des choses publiques ; ils fussent, déposant le harnais d s combats, rentrés sous la tente pour y chercher le repos et la paix. Proposer à Gardrat une pareille renonciation, c'eût été le méconnaître.

Ces hommes-là ignorent les défaillances. Ils persistent tout entiers dans l'accomplissement de la tâche qu'ils se sont imposée.

Rien ne saurait les abattre.

« *Impavidum feriunt ruinœ.* »

Ils restent debout, ils meurent sur la brèche.

La Société avait poursuivi Gardrat, elle l'avait traité en malfaiteur, elle l'avait traqué comme une bête fauve, Gardrat se vengea d'elle par ses bienfaits.

Son toit, comme sa bourse, était ouvert à tous; son existence tout entière fut un long apostolat, un interminable tissu de nobles actions, un exemple constant d'abnégation, de dévouement aux pauvres, aux veuves, aux orphelins dont il était le père.

Le récit de ses vertus serait trop long. Je ne puis cependant, mes f.·., résister au désir de vous faire connaître un trait entre mille, le dernier de cette admirable vie. Il date d'hier.

C'était à l'heure suprême, à cette heure où le voisinage de la fin prochaine obscurcit, comme d'un voile de deuil, les regards et l'entendement de l'être qui n'appartient plus, pour ainsi dire, à la terre.

Gardrat, se soulevant péniblement sur son lit de mort, fit un effort dernier.

A sa femme, qui cachait ses larmes à son chevet, il demanda tout l'argent dont elle pouvait disposer: quand il l'eut reçu, s'imaginant, dans son délire, soulager quelque infortune invisible pour tous, excepté pour lui-même: « Courage, mon ami, murmura-t-il d'une voix mourante; allez, et comptez sur moi ! »

Paroles sublimes sur ces lèvres que glaçait l'agonie !

Suprême élan d'un cœur dévoré par une inextinguible charité! Sous la cendre d'une vie qui s'éteignait expirante, une dernière étincelle, une divine étincelle d'amour, survivant à l'enveloppe matérielle presque anéantie, brillait d'un reflet radieux et resplendissant. Lueur fugitive illuminant tout le passé de l'homme qui allait disparaître pour jamais. Ce trait peint Gardrat tout entier. Chez lui l'homme public ne démentait pas l'homme privé.

Lorsqu'aux élections dernières, le suffrage de ses concitoyens, qu'un tel choix honorait, envoya au Conseil de la cité ce vétéran éprouvé de la Démocratie. Simple et modeste, Gardrat voulait se dérober à cette marque si honorable de la sympathie universelle. Force fut de multiplier les instances auprès de lui.

Il voulait bien être à la peine, mais il fuyait les honneurs avec la même ardeur que tant d'autres mettent à les rechercher.

C'est la seule fois assurément qu'il fallut le solliciter pour obtenir de lui qu'il rendît un service. Au sein du Conseil il justifia pleinement la confiance de ses électeurs, en se faisant sans cesse l'ardent interprète, l'écho autorisé de toutes les revendications légitimes du Prolétariat.

Je n'ai pas à vous dire, à vous, mes F.·., ce que fut le Maçon.

Nous le connaissions avant qu'il vînt frapper à la porte du Temple dont il devait devenir une des plus fermes colonnes. Il vous souvient de l'enthousiasme avec lequel nous lui ouvrîmes les bras.

Certes, jamais init.·. ne nous fut plus précieuse.

Nous avons le droit d'être fiers de l'avoir compté dans nos rangs, il fut, il restera l'orgueil de notre at.·.

Nous nous efforcerons d'y faire germer la généreuse semence que son exemple a répandue parmi nous.

— Puissions-nous, quand sonnera notre heure, cette

heure que nous attendons sans pâlir, inspirer à notre tour les regrets qu'il laisse après lui.

En vrai Maçon, après une existence pure et sans tâche, n'ambitionnant d'autre récompense que la satisfaction du devoir accompli, Gardrat a quitté la terre avec le calme et la sérénité du juste.

Homme libre, il ne relevait que de sa conscience.

C'était pour lui le véritable *criterium,* la seule infaillibilité qui permît de distinguer le vrai du faux.

La conscience, ce témoin qui parle sans être interrogé,

Ce juge qui prononce son verdict sans y être sollicité;

Gardrat y trouvait un refuge assuré contre les luttes de la vie. Il y puisait au milieu des épreuves une force nouvelle.

La Conscience,

Cette loi qui punit ou console,

Mais qu'on n'étouffe pas,

La conscience, trésor inépuisable ou impitoyable châtiment, était aux yeux de notre fr.·.,la Loi éternelle, innombrable, auprès de laquelle ne sauraient prévaloir ni les usages sociaux, mobiles et divers, ni les lois humaines indéfiniment perfectibles; ni les cultes multiples et changeants qui se divisent le monde, pour le déchirer parfois, pour l'exploiter toujours.

Armé du flambeau de la saine Philosophie, Gardrat était trop épris de la Raison pour ne pas en revendiquer, pour ne pas en pratiquer hautement les grands principes.

C'était le culte de ce juste,

Fier soldat de la Libre-Pensée, il eût volontiers marché sur les traces de Celui qui, le fouet en main, chassait les Vendeurs du Temple.

Aussi, conséquent avec son passé, logique jusqu'au bout, voulut-il se faire inhumer civilement (d'autres disent enfouir), montrant ainsi son profond dédain pour les pompes de la Vanité et de l'Ostentation.

Amant passionné de la Liberté, Gardrat la réclamait pour les autres comme pour lui-même.

Plein de charité, de tolérance et d'amour, il n'était pas de ceux qui jettent l'anathème au prochain, pour des dissentiments d'opinions ou de croyances. Ennemi du mensonge, de l'hypocrisie et des superstitions surannées, il n'admettait pas que l'on pût abdiquer cette noble faculté dont chacun de nous est doué, qui est précisément l'antithèse de la Foi aveugle, et qu'on appelle :

La Raison.

Par ses bienfaits, par l'admirable exemple de ses vertus, Gardrat pouvait guider ses semblables dans le sentier du vrai. Ce cœur qui débordait de mansuétude et d'indulgence plaignait les faibles et les égarés. Il ne se permettait pas de les juger, moins encore de les condamner.

Il respectait toutes les convictions sincères, mais il trouvait légitime qu'on respectât les siennes.

Ce penseur, cet homme de bien, qui ne pouvait voir souffrir ni gémir autour de lui, avait un objectif unique qui fut le but de toute sa vie. Ce but était l'amélioration morale et matérielle des Travailleurs.

Il la voulait par la Liberté qui redresse vers le ciel le front de l'homme courbé sous l'écrasant fardeau des préjugés d'un autre âge ; par l'Egalité, qui permet à tous de s'élever aux plus hautes idées de progrès et de perfectionnement, grâce au développement de ce principe du bien que nous apportons tous en naissant.

Il la voulait enfin par la Fraternité, qui place l'espèce humaine tout entière sous un même drapeau, l'amour ; dans une même patrie :

La Terre !

Adieu Gardrat ! adieu, fr.˙. !

Apôtre du bien, image de toutes les vertus sociales, publiques et privées, tu fus bon, sensible, compatissant ;

Tu fus affable, simple et généreux ;

Adieu, modèle des citoyens !

Adieu, modèle des amis, des époux et des pères !

Ton âme, dégagée de tous liens terrestres, plane dans des sphères que la faulx du Temps ne saurait atteindre.

Ta perte nous plonge dans un inconsolable deuil.

La blessure saignera profonde au cœur de ceux qui t'ont connu. Adieu Gardrat ! une dernière fois adieu ! Tu nous quittes, mais les hommes tels que toi ne disparaissent pas tout entiers. Ton souvenir impérissable restera gravé à jamais dans la mémoire de tes concitoyens. Ton nom, inscrit au livre d'or de la L.˙. L'E-TOILE DU NORD, vivra dans le cœur de tes fr.˙. inconsolables !

Lille, 4 mars 1879.          L. VOITURIEZ.˙.

Le vénérable de la L.·. le F.·. Aug^{te} HAZARD, avant de jeter les trois pelletées de terre sur le cercueil, s'exprime ainsi :

Mes F.·. F.·., Messieurs,

Malgré la douleur qui nous oppresse, nous irons jusqu'au bout de cette voie douloureuse en disant notre dernier adieu à celui que nous pleurons tous aujourd'hui.

Messieurs,

La République perd un de ses défenseurs les plus convaincus et les plus dévoués.

Notre grande cité frontière un de ses citoyens les plus dignes.

Et la F.·. M.·. plus qu'un F.·., un ami sincère, un cœur toujours prêt à défendre ses semblables, une nature d'élite, un esprit généreux.

D'autres que moi, Messieurs, vous ont dit ce qu'était le citoyen Gardrat, les pauvres surtout honoreront longtemps sa mémoire. Un seul mot, grand dans sa simplicité, peut résumer son apologie :

*Ici vont reposer les cendres d'un homme de bien ! !*

Amis, ce n'est pas sur ceux qui s'en vont que l'on pleure, mais bien sur ceux qui restent.

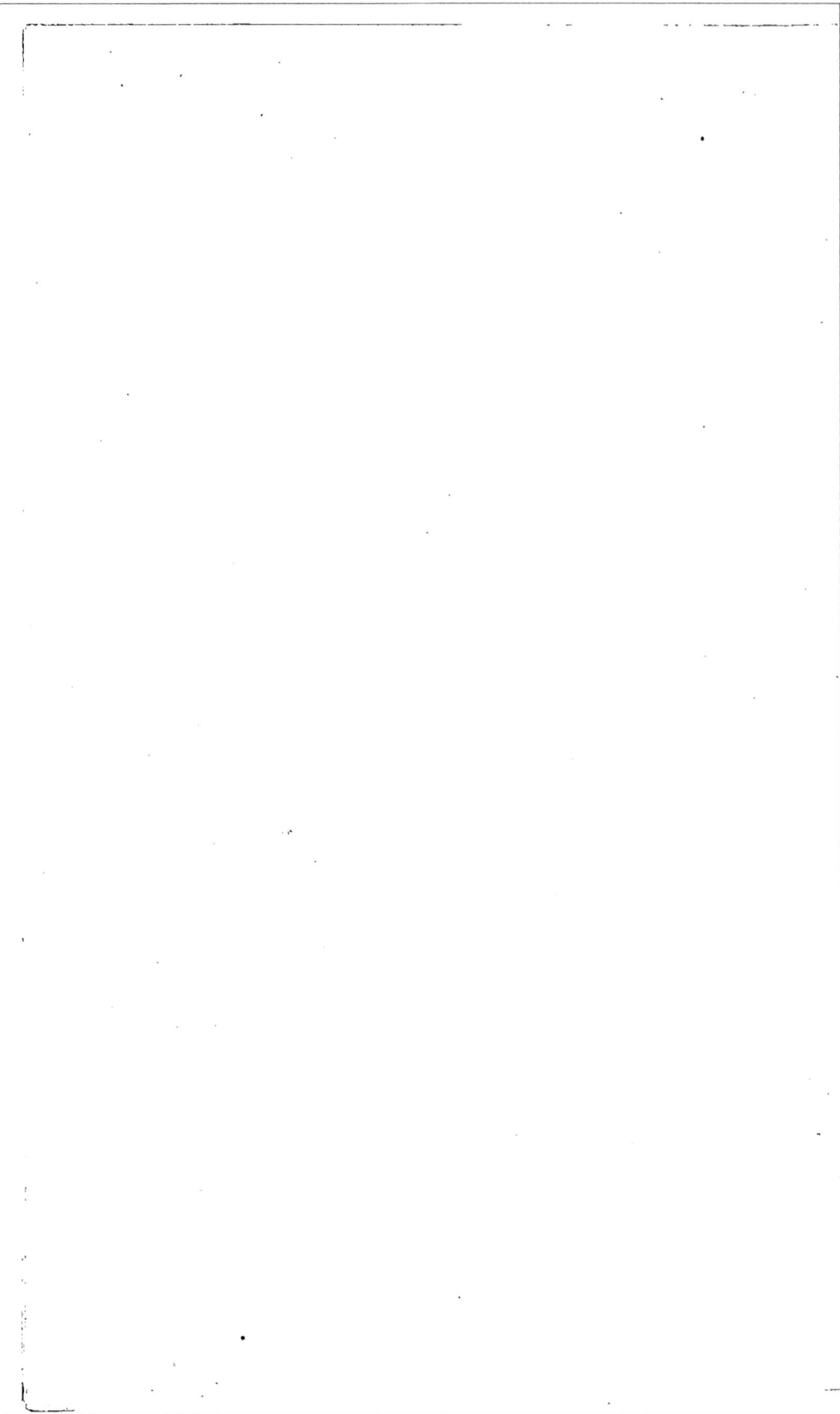

Dors en paix, dans le sein de cette mère commune qui doit nous absorber tous un jour.

Va, lorsque nous aurons l'occasion de remplir notre devoir en aidant nos semblables, nous nous souviendrons toujours de toi.

Mes F∴ F∴ le, F∴ M∴ ne doit pas rechercher la mort, mais il ne doit pas non plus la craindre. Et cette maxime, Gardrat la connaissait, et la pratiquait en honnête homme.

Liberté ! car malgré tout ce que l'on peut dire, c'est aujourd'hui seulement que tu es libre !

Égalité ! mot juste s'il en fut devant la poussière qui nous entoure.

Mais, ô noble cœur qui as cessé de battre, au nom de ta mémoire, Fraternité pour tous les hommes.

Frère Gardrat ! repose en paix ! ! !

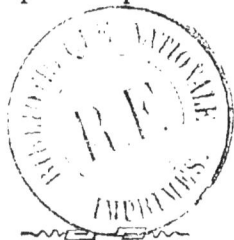

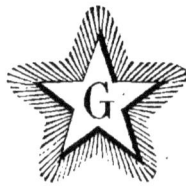

G

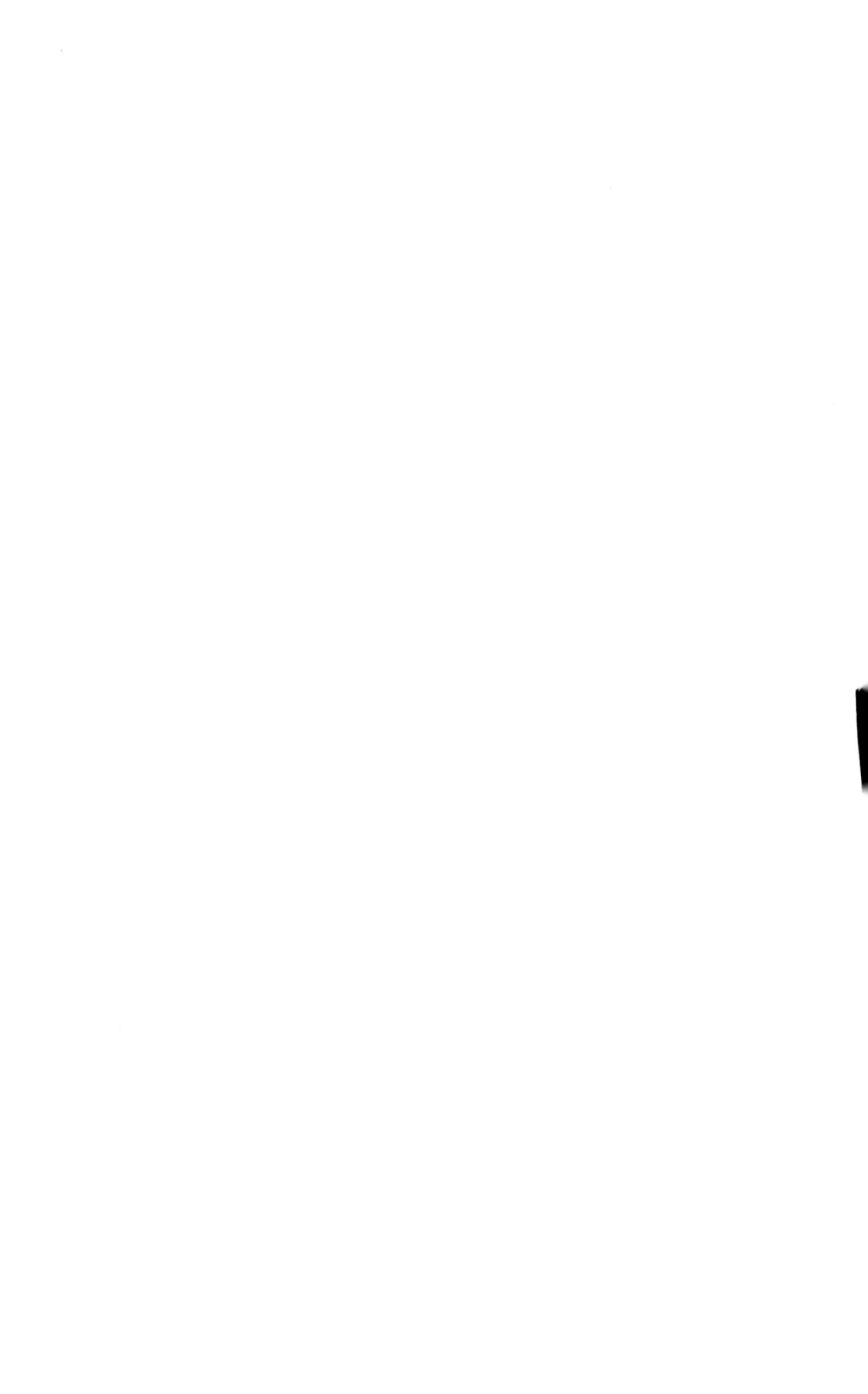

www.ingramcontent.com/pod-product-compliance
Lightning Source LLC
Chambersburg PA
CBHW050409210326
41520CB00020B/6522